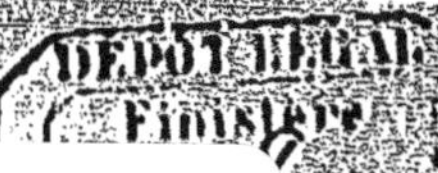

MEMENTO

POUR

l'Instruction Professionnelle

DES

SURVEILLANTS D'ASILES D'ALIÉNÉS

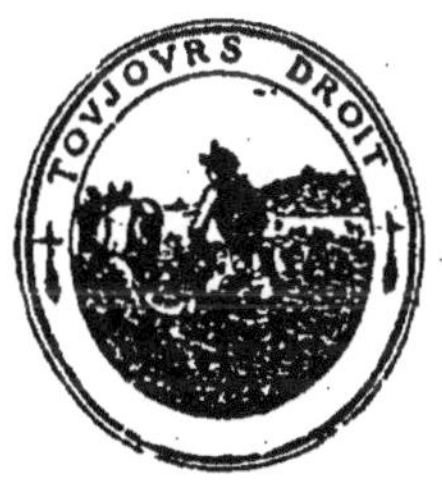

LIBRAIRIE LE GOAZIOU

7, RUE SAINT-FRANÇOIS, 7

QUIMPER

—

1923

Prix : 1 franc

MEMENTO

POUR

l'Instruction Professionnelle

DES

SURVEILLANTS D'ASILES D'ALIÉNÉS

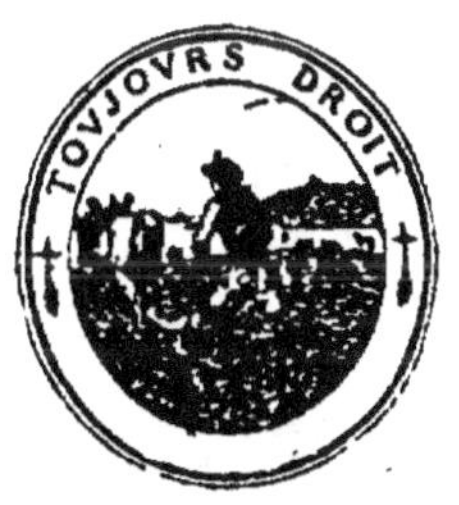

LIBRAIRIE LE GOAZIOU

7, RUE SAINT-FRANÇOIS, 7

QUIMPER

—

1923

PREMIÈRE PARTIE

NOTIONS GÉNÉRALES D'HYGIÈNE

L'hygiène est l'ensemble des précautions et des habitudes que chacun doit prendre pour **SE BIEN PORTER** et pour **ÉVITER LES MALADIES.**

L'hygiène est **individuelle** ou **collective,** suivant que l'on considère l'individu isolé ou agrégé à une collectivité (famille, école, caserne, atelier, hôpital, asile, etc.).

I

HYGIÈNE INDIVIDUELLE

La première condition pour se bien porter est : 1° **d'être propre ; 2° de veiller à la régularité et au bon fonctionnement des fonctions physiologiques ; 3° d'éviter tout ce qui peut favoriser l'éclosion des maladies contagieuses.** Ces trois conditions nécessitent, donc, trois divisions : 1° **l'hygiène corporelle ; 2° l'hygiène fonctionnelle ; 3° l'hygiène prophylactique.**

§ 1. — Le premier élément de **l'hygiène corporelle** est la toilette quotidienne : tous les jours, au lever, il faut procéder à une toilette aussi complète que possible, laver et savonner soigneusement les mains, les ongles, qui doivent être courts, la figure, les oreilles, le nez, la tête où les cheveux doivent être coupés ras ou portés modérément longs, la bouche et les dents qui doivent être brossées tous les jours et nettoyées avec du savon, de la poudre ou de la pâte dentifrice. Il faut, aussi, laver et savonner chaque jour les pieds, les organes génitaux et la région anale.

Aussi souvent qu'on le peut, et, au moins, une fois par mois, il faut se baigner en se savonnant tout le corps dans une baignoire, sous une douche, dans un bassin ou dans une rivière.

Il faut porter du linge propre, en changer le plus souvent possible et aussitôt qu'il est sale, puis faire lessiver celui qui vient d'être quitté. Les vêtements doivent être amples et ne pas serrer le corps ; eux aussi doivent être propres, brossés tous les jours et lavés quand ils sont sales. Il faut se couvrir suffisamment mais sans excès et éviter de porter les vêtements des autres avant de les avoir lavés ou fait désinfecter.

Dans le courant de la journée, il faut laver ses mains et sa bouche avant et après chaque repas, ainsi que toutes les parties du corps qui ont pu être salies ; il est bon, d'ailleurs, de compléter cette hygiène corporelle par une toilette plus complète encore le soir, en se couchant, afin de préserver les draps de lit des souillures du dehors.

§ 2. — **L'hygiène fonctionnelle** ou physiologique est le complément indispensable de l'hygiène corporelle ; elle vise surtout l'alimentation ; on ne doit manger que des aliments cuits, bouillis ou lavés à l'eau propre. On ne doit boire qu'en mangeant et très modérément, surtout des boissons fermentées, qu'il s'agisse de vin, de bière ou de cidre ; un demi-litre de ces boissons, prises exclusivement aux repas, doit suffire pour une journée. Il ne faut pas boire d'alcool, ni de liqueurs : la plupart des maladies mentales reconnaissent pour origine l'usage abusif des boissons fermentées, des eaux-de-vie et des liqueurs, et ceux qui sont chargés du soin des aliénés doivent donner l'exemple en se montrant abstinents. Si l'eau destinée à la boisson est de qualité suspecte il faut la faire bouillir avant l'usage.

L'hygiène fonctionnelle vise, aussi, l'habitation : celle-ci pour être agréable doit être aérée, propre, bien éclairée, chauffée en hiver et pourvue, directement ou à proximité, d'eau potable. Il faut, au lever et quel que soit le temps, ouvrir les fenêtres pour aérer, surtout au moment où l'on fait le ménage ; le lit doit être entièrement défait chaque matin avant d'être refait.

Pour que la maison soit propre, il faut en chasser la poussière, les ordures, les objets inutiles ou brisés ; mais, en chassant la poussière, il ne faut ni la soulever, ni la déplacer ; il faut nettoyer le sol au chiffon humide ou après avoir arrosé, mais sans se croire obligé, pour cela, de procéder à une inondation qui entretient l'humidité et détruit les parquets en les rendant spongieux ; il faut, ensuite, nettoyer les meubles avec un chiffon qui retienne la poussière.

Pour garder la maison saine, pour remplacer le soleil, pour rendre son séjour agréable, il faut la chauffer en hiver. On peut se chauffer avec une cheminée, avec un poêle ou une cuisinière garnis de tuyaux, ramonés en temps voulu ; le bon appareil de chauffage ne doit ni fumer, ni dégager de mauvaises odeurs. Il faut veiller à la propreté des cabinets d'aisance, les laver à grande eau et les désinfecter, de temps à autre, avec une solution de crésyl, d'eau de Javel ou avec du chlorure de chaux en poudre.

Enfin, il ne faut pas salir sa maison, celle des autres où les lieux publics, en y pénétrant sans précaution, avec des chaussures sales, en se frottant aux murs, en crachant par terre, etc.

§ 3. — **L'hygiène prophylactique** est celle qui permet d'éviter les maladies.

Déjà, en suivant rigoureusement les règles de l'hygiène corporelle et de l'hygiène fonctionnelle, on évite un certain nombre de maladies, comme celles qui ont leur origine dans les erreurs alimentaires, embarras gastrique pour avoir trop mangé ou avoir mangé des choses indigestes ou avariées, affections chroniques du tube digestif, du foie, des reins pour les mêmes raisons ou par avoir, pendant longtemps, abusé ou usé immodérément des boissons alcooliques ou fermentées, affections des appareils respiratoire, circulat. et du sang pour avoir séjourné trop longtemps dans une habitation mal aérée, obscure ou chauffée par un appareil défectueux.

Mais, l'hygiène prophylactique proprement dite permet surtout d'éviter les maladies contagieuses. Certes, le fait d'a-

voir approché une personne atteinte d'une maladie contagieuse ne suffit pas pour assurer la contagion ; il faut d'autres conditions dont la plus importante est l'état de santé
habituel : les individus robustes, soigneux ont, personnelle-
ment, moins à craindre que les autres ; mais, ces individus,
eux-mêmes, peuvent apporter la contagion chez eux ou chez
les autres en servant de trait d'union, par leurs vêtements,
par exemple, entre le contagieux et les personnes mal dispo-
sées. Par conséquent, en pratiquant les règles de l'hygiène
prophylactique on fait non seulement de l'hygiène individuelle mais encore de l'hygiène sociale.

Les maladies transmissibles par ce que contagieuses
sont extrêmement nombreuses ; mais, il en est un certain
nombre qui, en raison de leur diffusion sous notre climat et
à notre époque, ont une importance plus considérable que
les autres ; ce sont des maladies qui, par leurs conséquences
prochaines ou éloignées, minent et affaiblissent la race ; ce
sont celles à qui s'applique surtout l'épithète de « sociales ».
Ces maladies sociales sont : 1° **la tuberculose ; 2° la fièvre
typhoïde ; 3° les affections vénériennes.**

La tuberculose, dans sa forme pulmonaire, surtout, est
directement contagieuse par les crachats qui contiennent le
microbe causal. Le danger de ces crachats persiste pendant
un très long temps : ce n'est pas seulement le crachat frais
ou les particules humides qui en émanent et que le malade
projette en toussant, en éternuant, ce n'est pas seulement la
salive des mêmes malades qui contiennent des microorga-
nismes susceptibles de disséminer la maladie ; ce sont, aussi,
les particules desséchées ayant la même provenance et qui,
mêlées à la poussière, à l'intérieur de l'habitation ou au
dehors, sont soulevées par le balayage à sec ou par le vent et
les courants d'air et peuvent, ainsi, disséminer la maladie.

Il résulte de ces considérations des règles dont chacun doit
faire son profit : la première est qu'il faut respirer par le nez
et non par la bouche ; cette dernière, en effet, sert pour manger et pour parler, le nez, au contraire, présente une struc-
ture qui lui permet d'arrêter au passage les impuretés conte-

nues dans l'air et de défendre les organes de la respiration contre les attaques microbiennes. Une autre règle est qu'il faut mettre son mouchoir devant sa bouche quand on éternue et quand on tousse de façon à retenir les particules de salive qui pourraient être infectées ; enfin, il ne faut pas cracher par terre, non seulement parce que c'est sale, mais encore parce que c'est dangereux : il faut cracher dans son mouchoir qui devra être lessivé ou dans un crachoir contenant un désinfectant. De même, il est dangereux de mouiller ses doigts pour tourner les feuillets des cahiers et des livres. Toutes ces règles s'imposent non seulement aux personnes qui se savent tuberculeuses, mais encore à celles qui croient ne pas l'être, parce que : on peut être tuberculeux sans le savoir, parce qu'il faut donner aux autres le bon exemple.

Il ne semble pas nécessaire d'insister sur ce fait qu'en dehors de la tuberculose il existe d'autres maladies qui sont contagieuses et à l'égard desquelles il faut prendre des précautions vis-à-vis de soi-même et vis-à-vis des autres : rougeole, scarlatine, variole dont tout le monde connaît le danger ; mais il faut réserver un paragraphe spécial pour la fièvre typhoïde.

La **fièvre typhoïde** se propage par l'intermédiaire d'un microbe qui se trouve, surtout, dans les déjections des malades : le typhique, en raison de l'affaiblissement causé par la maladie, ne peut prendre lui-même toutes les précautions nécessaires pour assurer sa propreté, il a de la diarrhée, souille ses draps, son corps, ses mains ; le microbe est non seulement dans ses excréments mais encore sur sa peau. C'est pourquoi, il ne faut approcher les typhiques et les autres contagieux que si l'on est appelé auprès d'eux par son service ; si l'on est amené à leur donner des soins, il faut revêtir une blouse, de manière à protéger ses vêtements et il faut, en le quittant, déposer cette blouse et se laver soigneusement les mains, d'abord dans l'eau savonneuse, ensuite dans une solution antiseptique.

Les maladies vénériennes sont, elles aussi, des maladies qu'il faut éviter, contre lesquelles il faut prendre des précautions et qu'il faut soigner aussitôt qu'elles se manifestent ; ce sont, en effet, des maladies qui sont ou peuvent devenir très graves, si elles ne sont pas soignées **à temps, comme il faut** et **régulièrement** ; ce sont, enfin, des maladies qui ne sont pas honteuses pour le médecin ; dès qu'on a le moindre doute il ne faut pas hésiter à se confier à lui.

La **syphilis** et la **blennorrhagie** sont les maladies vénériennes les plus fréquentes et les plus graves ; c'est contre elles, surtout, qu'il faut lutter de toutes ses forces. Ces maladies sont dites vénériennes parce qu'elles se contractent, le plus souvent, à l'occasion des relations sexuelles, mais la contagion peut se faire en dehors de toute relation intime : par les doigts de l'individu peu soigneux qui a une blennorrhagie, par la bouche du syphilitique en évolution qui présente des plaques muqueuses. Le premier devoir de celui qui croit avoir contracté l'une de ces maladies est de consulter de suite un médecin ; lorsque ce dernier lui a donné l'assurance que ses craintes sont fondées, il doit suivre religieusement le traitement qui lui est ordonné ; il doit, ensuite, s'abstenir de tout rapprochement sexuel, puis, enfin, il doit prendre des précautions pour éviter de contagionner les autres.

Celui qui a une blennorrhagie doit avoir les mains toujours propres et les laver soigneusement aussitôt qu'il a touché ses organes génitaux, ne pas toucher ses yeux avec ses mains sales sous peine de perdre la vue ; il doit, aussi, tenir ses organes génitaux constamment propres, brûler, lui-même, le coton hydrophile qui sert à le panser, et, avant de livrer son linge au blanchissage, le passer, au moins au niveau des endroits souillés, dans une solution antiseptique.

Celui qui a contracté **la syphilis** doit prendre, avant tout, les mêmes précautions, mais il doit aussi en prendre d'autres, plus rigoureuses : il doit avoir un couvert, des assiettes et un verre qui ne servent qu'à lui, il doit n'embrasser personne, surtout sur la bouche, il doit avoir des objets de toilette rigoureusement personnels, même chez le coiffeur, il ne doit pas les laisser traîner et permettre que d'autres en usent.

II

HYGIÈNE COLLECTIVE OU SOCIALE

Les hommes, vivant en société, sont solidaires les uns des autres : cette solidarité doit s'exercer, non seulement, vis-à-vis de la famille, mais encore vis-à-vis de ceux que l'on est amené à coudoyer dans la rue, dans les endroits publics et les lieux de réunion : à la caserne, à l'atelier, à l'hôpital, à l'asile, etc. Cette solidarité ne profite pas seulement aux autres, elle profite finalement à nous-même : à quoi servirait d'avoir évité la maladie si votre voisin vient l'apporter chez vous ? Vous faites bouillir votre eau, qui est suspecte, pour éviter la fièvre typhoïde ; votre voisin, qui n'a pas pris les mêmes précautions, contracte la maladie qui devient alors épidémique dans votre quartier, dans votre maison et qui, malgré les précautions que vous aurez prises individuellement, viendra vous frapper vous-même.

Il faut donc, ne serait-ce que par intérêt, veiller à sa propre santé et à son hygiène. Une telle règle doit être particulièrement respectée par ceux qui sont en contact journalier avec des malades, surtout avec les malades de l'esprit dont la caractéristique est de ne vouloir se plier à aucune règle ; devant eux, il faut prêcher par l'exemple ; il faut leur imposer fermement, quoique doucement, les règles qui vous sont enseignées à vous-mêmes. Si vous ne faites pas ainsi, vous exposez ceux dont vous avez la surveillance et la garde à tomber malades, à contracter des maladies contagieuses qui risqueront de vous frapper et que vous pourrez importer chez vous.

III

L'HYGIÈNE A L'ASILE

I. — Les Malades

Ce qui vous a frappé, la première fois que vous avez pénétré à l'Asile, c'est que, pour la plus grande part, les malades qui vous sont confiés ne prennent spontanément aucun soin d'eux-mêmes ; à côté du gâteux, confiné au lit, qui mange gloutonnement ou ne mange pas seul, qui fait ses besoins dans son lit, sans se déranger, qui crache n'importe où, il y a des malades valides qui ne prennent guère de soins d'eux-mêmes et qui n'ont conservé de leur vie normale que la forme des gestes qu'impose la vie fonctionnelle : ils ne pensent pas à se laver, ils renversent leurs aliments sur leurs vêtements, ils vont aux cabinets sans prendre, pendant et après, les précautions les plus élémentaires en vue d'éviter les souillures, ils se couchent tout habillés, salissent leurs draps, crachent par terre, etc. Il faut s'appliquer à lutter contre de telles tendances, soit en cherchant à imposer, par l'habitude, aux malades ainsi déchus, les règles les plus élémentaires de l'hygiène, soit, lorsque l'affaiblissement intellectuel est tel que cela n'est plus possible, en se substituant à eux : il faut alors les laver, les faire manger, changer leurs vêtements salis, les envoyer au bain ou à la douche, les aider à se mettre au lit, nettoyer partout où ils auront sali. Il faut pousser plus loin encore la sollicitude en leur coupant les ongles, en leur faisant couper les cheveux, la barbe, la moustache, si celle-ci, trop longue, retient les particules alimentaires, il faut veiller à ce qu'ils mangent proprement et ne salissent pas leur nourriture, veiller, aussi, à ce qu'ils ne mangent pas de choses indigestes, sales ou avariées.

II. — **Les Locaux**

Naturellement, la propreté et l'hygiène des locaux incombent aux gardiens et surveillants : ils doivent veiller à l'aération des dortoirs et des salles tout en évitant, lorsque ces locaux sont occupés, les courants d'air, laisser pénétrer partout l'air, la lumière, tout en prévoyant la possibilité d'accidents : chûtes, volontaires ou non, par une fenêtre, évasions. En principe, les fenêtres des dortoirs situés aux étages et non pourvues de treillages ou de barreaux ne doivent être ouvertes que lorsque les malades ont évacué, mais les impostes

peuvent être ouvertes en tout temps. Dans les salles constamment occupées, comme dans les infirmeries ou les sections de gâteux, il faut de temps en temps et au moins deux
fois par jour établir un courant d'air rapide qui chasse toutes
les mauvaises odeurs et ensuite assurer l'aération d'un seul
côté, de préférence celui qui est ensoleillé.

Les locaux doivent être non seulement aérés mais encore
nettoyés. Le nettoyage ne doit pas seulement consister dans
le balayage du sol, il doit aussi assurer la propreté des murs,
des vitres, de tous les objets mobiliers. Le balayage doit se
faire sans soulever de poussière et aussi sans faire de la boue ;
certes, il n'est pas mauvais, de temps en temps, de procéder
à un lavage complet ; l'opportunité de cette grande toilette est
indiquée par l'état de propreté du sol ou par sa nature : on peut,
tous les jours, laver à grande eau un sol cimenté ou carrelé ;
mais il serait fâcheux de laver tous les jours un plancher : il
finirait par ne plus sécher, le bois deviendrait rapidement
poreux, s'imprègnerait de toutes les saletés diluées dans l'eau
et serait rapidement hors d'usage ; il faut donc, dans l'in-
tervalle de ces grandes toilettes, balayer après avoir arrosé
légèrement le sol ou en se servant d'une étoffe, d'un linge ou
d'une serpillière légèrement humides : le but poursuivi est
d'agglomérer les poussières, de les rendre plus lourdes que
le courant d'air et de faciliter leur envoi au dehors. Ensuite,
toujours avec un linge humide, il faut essuyer les plinthes,
les murs, surtout dans les parties qui ont été salies soit par
les malades, soit par le balayage qui provoque des éclabous-
sures. Il faut ensuite assurer la propreté des meubles et
objets mobiliers : lits qui doivent être, tous les jours, défaits
et refaits soigneusement (il faut les défaire pour aérer la literie et aussi pour s'assurer que certains malades n'y dissimu-
lent pas des saletés ou des objets dangereux), les draps étant
changés avant les époques réglementaires s'ils sont sales.
Le lit lui-même doit être tenu dans le plus grand état de
propreté surtout dans sa partie qui touche le sol et qui peut
avoir été mouillée au cours du balayage. Toutes ces mesures
de propreté sont surtout d'extrême rigueur dans les salles où

séjournent les malades alités et gâteux ; là, dès qu'un malade s'est souillé, il faut le changer et le nettoyer avec de l'eau tiède : une salle de gâteux tenue par un surveillant soigneux ne doit pas sentir mauvais, il y va de son intérêt et de celui de ses malades. Il faut, naturellement, ne manier les linges souillés qu'avec les plus grandes précautions, les arroser, préalablement, d'une solution désinfectante, avoir revêtu une blouse ou une combinaison lavables, puis porter ces linges souillés dans le récipient à ce destiné qui doit être toujours rigoureusement fermé pour éviter, d'abord la mauvaise odeur, ensuite l'arrivée des mouches : une salle bien tenue, toujours propre, ne doit pas avoir de mouches ; en nettoyant tous les recoins, vous détruisez, en hiver et au printemps, les œufs pondus dans la saison d'été et dans l'automne et vous évitez, ainsi, les éclosions pour l'année suivante. Il faut lutter contre les mouches ; elles sont dangereuses parce qu'elles sont un des agents les plus puissants de la diffusion de nombreuses maladies.

Chaque malade alité qui tousse et qui crache doit, immédiatement, être muni d'un crachoir placé à portée de sa main. A défaut d'un crachoir, il faut l'inviter, s'il est conscient, à cracher, en attendant, dans son vase de nuit. Un peu d'eau phéniquée doit être placée au fond du crachoir ou du vase.

Si un malade crache par terre, le mieux est de répandre sur le sol de la sciure de bois humide que l'on enlèvera de temps en temps et que l'on brûlera. On lavera, ensuite, l'emplacement avec de l'eau crésylée. Si le malade crache sur son lit, sur la table de nuit, sur sa chaise ou sur le mur, le mieux est d'enlever les crachats avec un fragment de coton hydrophile humide que l'on brûle immédiatement.

Les crachoirs doivent être nettoyés : on les vide dans la tinette ou dans les cabinets, puis, sans y mettre les mains, on les rince avec une solution de soude ou de potasse un peu chaude.

Les tinettes doivent être tenues propres ; le siège, en particulier, doit être lavé, de temps en temps, avec une solution d'eau de Javel ou de crésyl ; un peu de cette solution doit être jetée dans la tinette elle-même, pour éviter les mauvaises odeurs.

SECONDE PARTIE

ROLE SPÉCIAL DU SURVEILLANT A L'ASILE

I

La surveillance doit s'exercer partout, dans la cour et dans la salle de réunion, au réfectoire, pendant les repas, au dortoir, aux bains, pendant le travail, au parloir pendant les visites. En effet, si l'hygiène de l'Asile dépend surtout de l'activité et de la vigilance des surveillants, le rôle de ceux-ci ne se borne pas là seulement ; s'il en était ainsi, leur action n'aurait rien de spécial. Le bon surveillant, en effet, doit, encore et surtout, connaître ses malades, s'intéresser à eux et ne pas s'enfermer dans la passivité du simple témoin. La connaissance du malade lui permet, non seulement, de renseigner le médecin et de lui apporter l'aide qu'il doit, mais encore, elle facilite sa tâche en rendant son service plus souple et plus intéressant ; elle lui permet, en même temps, de passer, en toute connaissance de cause, son service à celui qui, périodiquement ou temporairement, doit le remplacer. Lors de la relève des équipes, en effet, les surveillants ne doivent pas se contenter de se saluer et de se retirer chacun de leur côté ; ils doivent se passer véritablement le service, signaler à leur successeur les faits qui ont pu se produire pendant leur temps de service, les malades qui sont entrés, ceux qui sont sortis, ceux dont l'état a changé, ceux qui ont besoin de soins ou d'une surveillance spéciale. Pour cela, il faut donc connaître ses malades et faire la connaissance des nouveaux, avec toute la discrétion qui convient ; il faut ensuite avoir des notions, au moins sommaires, de médecine mentale.

II

LES MALADES

En principe, il y a des malades assez conscients pour que leur maladie ne paraisse pas évidente et qui, sauf sur certains points, parfois difficiles à découvrir, se comportent généralement comme des individus sains ; si ces malades là ont besoin, souvent plus que les autres, d'une surveillance active, quoique discrète, on doit agir, vis-à-vis d'eux, comme s'ils étaient en bonne santé ; ce genre de malades est ici plutôt rare. A côté d'eux il y a l'immense majorité dont la maladie est plus évidente. Parmi ces derniers, le surveillant doit connaître : les tristes ou mélancoliques, les excités ou maniaques, les égarés ou confus, les épileptiques, les déments qui sont soit des vieillards tombés en enfance, soit des paralytiques généraux, enfin les délirants chroniques qui ont, ordinairement, des idées de persécution.

Les mélancoliques sont tristes ; ils ont le visage contracté comme les personnes qui sont en colère, qui ont des préoccupations ou du chagrin ; ils parlent peu ou pas, souvent gémissent ou se plaignent ; il leur arrive fréquemment soit de refuser de manger, soit de manger insuffisamment ou très lentement, de s'accuser de méfaits ou de crimes imaginaires ; ils s'isolent, se cachent. Ce sont des malades qu'il faut surveiller de très près, car ils ont presque tous des idées de suicide ; leur habileté et leur courage pour mettre ces idées à exécution sont tels que trop souvent ils déjouent la vigilance des plus habiles : il faut toujours se méfier d'eux, ne pas les perdre de vue, les empêcher de s'isoler, les rechercher si on ne les voit pas et, surtout, les surveiller la nuit : très souvent, cachés sous leur couverture, ils s'étranglent sans bruit et ce n'est qu'au lever qu'on s'aperçoit de la mise à exécution de leur funeste projet ; s'il faut veiller à ce qu'ils n'aient entre les mains ni liens, ni armes, il ne faut pas oublier qu'ils sont capables d'en fabriquer eux-mêmes avec un morceau de fer-blanc, de verre, avec un clou, avec une épingle, avec de la laine filée, avec des végétaux tressés ou de se servir, tout simplement, de leurs draps de lit ou de leurs couvertures. Dans tous les cas, leur ingéniosité est extrême.

Les maniaques sont contents, gais, bruyants, expansifs, familiers ; ils taquinent tout le monde, frappent les autres, déchirent leurs vêtements, leur literie. S'ils font souvent plus de bruit que de mal, il faut, cependant, se méfier, ne pas discuter avec eux, ne pas les taquiner ; s'ils deviennent trop gênants, il faut prévenir le chef de quartier qui les fera coucher, ce qui les calme souvent, ou qui les isolera de manière à leur permettre de dépenser leur énergie.

Les confus sont ces malades hébétés, ordinairement jeunes, qui peuvent et qui doivent, au point de vue de leur manière d'être, être rapprochés des **déments.** Déments ou confus sont des inconscients, qui ignorent tout, qui ne paraissent savoir ni où ils sont, ni à quelle époque ils vivent ; il faut les diriger et les conduire comme des enfants ; tantôt ils errent à l'aventure, tantôt ils restent sans bouger où on les a mis ; quelquefois, ils s'accroupissent dans un coin ; souvent, ils sont gâteux ; il faut les conduire à table à l'heure des repas et souvent, aussi, il faut les faire manger comme des bébés. Ce sont des malades qui, surtout en hiver, sont mieux au lit, mais que, cependant, il faut sortir de temps en temps, pour leur faire prendre l'air, car l'absence de réaction en fait des proies toutes désignées pour la tuberculose.

Les épileptiques sont faciles à reconnaître lorsqu'on a vu leurs crises ; en dehors de celles-ci, ils présentent, suivant les cas, d'assez grandes différences ; quelques-uns, très rares, paraissent normaux ; d'autres se présentent comme des déments ; d'autres enfin sont turbulents, agités, méchants, brutaux. En général, ce sont des malades très difficiles à diriger qui réclament constamment contre tout, contre tous, qui sont, en même temps, malveillants et obséquieux, qui, si l'on n'y prend pas garde, captent votre confiance, se font passer pour les individus doux qu'ils ne sont pas, afin d'obtenir des faveurs dont ils ne tardent pas à abuser ; il faut, à leur égard, se tenir sur la plus grande réserve, ne pas les traiter grossièrement, ne pas entretenir la discussion s'ils élèvent la voix et ne pas leur répondre, sans, cependant, avoir l'air de les mépriser ; il faut s'éloigner et, si cette attitude ne suffit pour les calmer, il faut les signaler au chef de quartier qui les isolera. La manifestation la plus ordinaire de l'épilepsie, est la crise : dès que celle-ci survient, il faut tout d'abord tâcher d'éviter au malade la chûte fâcheuse qui entraînera des blessures, ensuite, s'efforcer d'allonger le malade sur des paillasses ou sur des coussins et par terre, desserrer les vêtements, empêcher la morsure de la langue en ouvrant la bouche du malade et prendre garde qu'en se débattant l'épileptique se blesse ou blesse les autres. Il faut veiller, en dehors de cela, à ce que ces malades prennent réellement le médicament anti-épileptique qui leur est prescrit : c'est le meilleur moyen de diminuer les crises ou même de les supprimer.

Les paralytiques généraux sont des malades qui, ici, nous arrivent presque toujours déments ; mais il est bon de savoir qu'au début de la maladie il y a, souvent, un temps d'excitation où les malades ressemblent à des maniaques : généralement, ils se croient très riches, ont des millions, sinon des milliards, se montrent généreux ; mais ils sont beaucoup plus inconscients que les excités ; ils parlent mal, marchent mal, ne savent plus s'habiller et commettent des fautes et des erreurs qui annoncent la démence très prochaine.

Les délirants chroniques sont, ordinairement, ceux qui se croient persécutés ; ils entendent des voix auxquelles ils répondent, souvent, en parlant seuls ; presque toujours, pour lutter contre leurs hallucinations, ils employent le moyen, inefficace, de se boucher les oreilles. Le raisonnement ne peut rien contre leurs croyances ; il ne faut pas discuter avec eux, ne pas les contrarier, ne pas se moquer d'eux, d'autant qu'ils englobent facilement le personnel dans leur délire. Ce sont des malades dangereux qu'il faut surveiller de très près, au moins à la phase active de leur maladie, car la plupart

finissent par vivre renfermés en eux-mêmes et par ne plus se
préoccuper de ce qui se passe autour d'eux.

Il y a une infinité d'autres malades ; les infirmes : **idiots,
imbéciles** ou **faibles d'esprit, les déséquilibrés insocia-
bles.** Ces derniers sont surtout à surveiller, car les ressources
de leur imagination sont immenses ; ce sont des évadeurs qui
cherchent, par tous les moyens, à capter la confiance de leur
entourage. Le surveillant ne doit pas se lier avec eux, ni se
montrer familier, le déséquilibré ne manquerait pas d'en
profiter, un jour ou l'autre, à son détriment.

D'ailleurs, et ceci est une règle très générale : le surveillant, s'il doit inspirer confiance à ceux qu'il a la mission de
surveiller et de diriger, ne doit pas perdre de vue que, dans
l'asile, il est dans un hôpital, qu'il a affaire à des malades
entre lesquels il ne doit pas, socialement, faire de différences :
à l'asile, il n'y a ni pauvres, ni riches, ni paysans, ni
ouvriers, ni bourgeois : il n'y a que des malades qui, comme
des enfants, ne peuvent vivre sans surveillance : c'est pourquoi, le surveillant doit conserver vis à vis d'eux toute son
autorité, mais une autorité de père de famille, courtoise,
bienveillante, affectueuse, charitable ; son attitude doit être
celle d'un bon chef. Quand cela est possible, il doit leur parler,
leur montrer qu'il s'intéresse à eux, chercher à les distraire et
à les occuper sans que la surveillance générale en souffre.

III

§ I. — Service du réfectoire

Aux heures de repas, le surveillant doit veiller au bon ordre
et à la distribution équitable des aliments ; il doit veiller
aussi à la présence de tous les malades de son service
et conduire à table ceux qui restent figés dans leur
coin ; veiller à ce que ces malades, déments ou mélancoliques, mangent, les aider s'il est besoin, couper en petits
morceaux les aliments de ceux qui mangent gloutonnement
ou sans discernement. Il doit signaler au surveillant-chef ou

au chef de quartier ceux qui se nourrissent insuffisamment ou qui paraissent n'avoir pas assez à manger de manière à ce que l'alimentation puisse être modifiée ou augmentée, s'il y a lieu. Il faut, naturellement, veiller à ce que la nourriture ne soit pas gâchée, surtout le pain.

§ II. — **Service du dortoir**

Au moment du coucher, il faut s'assurer que les fenêtres sont bien fermées et à clef, de manière à éviter et les évasions et les suicides, s'assurer aussi qu'il n'y a pas de risques ou de commencement d'incendie. Il faut veiller enfin à ce que tous les malades du même dortoir soient là, qu'il n'y ait pas de manquants. Il faut agir de même le matin au lever ; aider les malades qui ne sont pas capables de s'habiller, signaler ceux qui sont ou qui paraissent malades.

§ III. — **Consigne spéciale aux bains**

Le surveillant, seul, est responsable des bains : dans aucun cas, il ne doit se reposer sur un malade du soin de préparer les bains ; il doit vérifier, lui-même, la température de l'eau, avant que le malade n'entre dans la baignoire et, à cet égard, se fier surtout à sa main et à son bras qu'il plongera dans l'eau ; il vaut mieux que le bain soit insuffisamment chaud que trop chaud. Pendant toute la durée du bain, il doit veiller à ce que les malades se nettoient, surtout la tête, s'il s'agit de bains de propreté, et ne pas les perdre de vue pour éviter tout accident : ébouillantement, syncope, crise dans le bain, suicide, etc. Il faut veiller à l'exacte fermeture des robinets d'amenée d'eau, n'en laisser la disposition à personne et vérifier de temps à autre la température de l'eau ; s'il y a lieu de réchauffer le bain, il faut, avant de renouveler l'eau, faire sortir le malade, c'est le seul procédé sûr pour éviter de le brûler. Au moindre incident, il faut retirer le malade pour éviter une submersion et, si on le peut, parer au plus pressé en vidant la baignoire. Les prescriptions concernant la température de l'eau des bains s'appliquent naturellement à l'eau des douches que le surveillant doit vérifier lui-même. D'ailleurs, une bonne précaution pour le surveillant qui donne les douches consiste à se mettre lui-même en tenue de bain de façon à ne pas craindre de se mouiller.

§ IV. — **Travail**

Le travail constitue, pour le malade d'asile, d'abord le meilleur complément de traitement, ensuite, le meilleur moyen de lutter contre les funestes effets de la chronicité. Il est donc bon d'utiliser les internés, non point dans le but exclusif de se reposer soi-même, mais dans l'intérêt du malade. A cet effet, il est expressément recommandé de n'utiliser aucun malade sans autorisation et cela parce qu'il y aurait danger à faire autrement. Il y a des malades qu'il n'est pas opportun d'utiliser, soit parce que cela peut contrarier le traitement, soit parce que cela est dangereux. C'est le surveillant-chef qui, après avis ou ordonnance du médecin, désigne les malades qui peuvent être utilisés et où ils doivent l'être. Le surveillant qui estime que tel ou tel malade pourrait travailler ne doit pas craindre de le signaler, comme il doit signaler tout ce qui lui paraît susceptible d'intéresser le service : à l'asile tout doit se faire en intime et confiante collaboration dans l'intérêt et pour le bien des malades.

Il faut s'assurer que les malades occupés aux travaux n'introduisent pas dans les quartiers et les sections des instruments dangereux pour eux ou pour les autres ; particulièrement veiller à ce que ceux qui sont commis à l'épluchage des légumes n'emportent pas les couteaux destinés à cet usage et avoir la certitude, en les comptant, que chacun a remis le sien avant de quitter l'éplucherie. Il faut veiller, aussi, aux instruments apportés par les ouvriers qui viennent faire une réparation dans les quartiers et, au besoin, faire évacuer l'endroit où ces ouvriers travaillent.

§ V. — **Parloir et visites**

A l'occasion des visites, il faut interdire l'introduction et l'usage de toute boisson alcoolique ou fermentée, que ce soit du vin ou même du cidre et se méfier des bouteilles de café qui contiendraient, aussi, de l'alcool ; il suffit d'approcher son nez du goulot pour s'en rendre compte ; il faut éviter encore que les parents gavent les malades au risque de leur faire du mal. Il ne faut pas tolérer, non plus, que les familles profitent des visites pour faire signer quoi que ce soit aux malades. Si, malgré la vigilance du surveillant, le cas se produit, il faut prendre le nom des parents qui ont commis cette infraction, prendre, aussi, le nom du malade et les signaler de suite au surveillant-chef. Les malades internés n'ont, dans leur intérêt, le droit de signer aucun acte : seul, un membre désigné par la Commission de surveillance peut signer pour eux ou leur tuteur s'ils sont interdits. Par conséquent, sans se mêler aux épanchements de famille, il ne faut pas perdre de vue ce qui se passe au cours de la visite. Celle-ci doit être la plus courte possible et si, pendant sa durée, le malade s'agite ou si la visite lui paraît désagréable, le surveillant doit renvoyer immédiatement les parents : une visite n'est bienfaisante que si elle est agréable et si elle ne vient pas contrecarrer le traitement. Il faut, naturellement, veiller sur les malades violents, capables de se livrer à des voies de fait sur les visiteurs.

Si la famille demande des renseignements, il n'est pas défendu de lui dire, en toute simplicité, ce que l'on a soi-même observé, mais il faut se garder de toute appréciation personnelle, concernant les chances de guérison, la sortie, etc. ; ceci n'est pas de la compétence du surveillant ; il doit inviter la famille à voir le médecin traitant ou à lui écrire. Si, dans le même ordre d'idées, un surveillant reçoit d'une famille une demande de renseignements, son devoir est de transmettre la demande au médecin traitant qui s'empressera de fournir un bulletin de santé. Il est inutile d'ajouter qu'il est interdit de recevoir des gratifications : il ne faudrait pas laisser croire aux familles que le personnel est vénal ; d'un autre côté, le personnel ne doit pas aliéner sa liberté en se liant par la reconnaissance. En agissant autrement, le surveillant risquerait de perdre et sa considération et l'autorité dont il doit jouir.

§ VI. — **Achats, lettres, communications aveo l'extérieur**

Le surveillant ne doit pas accepter de faire, pour les malades, quelque commission que ce soit. Il doit s'en défendre et dire au malade de s'adresser au surveillant-chef ou au médecin ou faire la demande lui-même au nom du malade. Il ne doit pas, non plus, se charger de faire partir des lettres ou de servir de trait d'union entre le malade et l'extérieur. Toutes les lettres doivent être remises au surveillant-chef ou directement au médecin.

Quand un malade ne sait pas écrire, le surveillant est tout à fait dans son rôle en écrivant pour lui des nouvelles de sa santé à sa famille, et en remettant, ensuite, la lettre au malade qui la donnera lui-même, à la visite ; il est même préférable que ce soit le surveillant qui fasse la correspondance des illettrés plutôt que d'autres malades.

§ VII. — **Service de veille**

Le service de veille doit être effectif, c'est-à-dire que les veilleurs ne doivent pas venir à l'asile pour dormir. Ils doivent, comme les autres, recevoir des surveillants de jour les consignes et les renseignements qui doivent orienter leur service ; ils doivent faire, au moins, quatre rondes par nuit, s'assurer que tous les malades sont là, qu'aucun fait scandaleux ne se produit dans les dortoirs, qu'il n'y a pas de commencement d'incendie ; ils doivent veiller, particulièrement, sur les malades à idées de suicide et songer, aussi, à la possibilité d'évasions. Ils prennent toutes les mesures d'urgence nécessaires, quitte à prévenir le surveillant-chef si besoin est ; ils consignent, au matin, leurs observations dans un rapport.

En somme, le bon surveillant d'asile doit connaître ses malades et les suivre en tenant compte de ses observations et de celles des camarades qui le remplacent dans le même service ; il faut éviter, lorsque le médecin demande un renseignement à la visite, de répondre qu'on n'était pas là hier ; si les consignes et les renseignements sont bien passés le surveillant est au courant même de ce qui s'est passé pendant son absence. Il est bon que le surveillant possède un carnet sur lequel sont inscrits les noms de tous les malades qui lui sont confiés et en regard desquels il note ce qu'il est bon de retenir.

§ VIII. — **Relève des équipes, changements de service, comptes rendus**

Il est inutile d'insister à nouveau sur la nécessité pour le surveillant qui quitte son service de passer ses consignes à son remplaçant. Il doit aussi rendre compte à son chef de quartier ou au surveillant-chef de tout ce qui est susceptible d'intéresser le service, particulièrement en ce qui touche la santé des malades : signaler les malades qui toussent ou qui crachent, qui ont de la diarrhée ou qui vomissent, qui s'alimentent insuffisamment ou pas du tout, qui paraissent avoir de la fièvre ou dont l'attitude change, qui ont les jambes ou le ventre enflés ou qui lui paraissent dépérir, dont les yeux sont malades, dont les oreilles coulent, qui ont des poux, etc.

IV

QUELQUES RENSEIGNEMENTS CONCERNANT DES INCIDENTS OU DES ACCIDENTS PARTICULIERS.

Nous avons dit précédemment ce qu'il convient de faire au cours des **crises d'épilepsie.** En cas d'attaque d'**apoplexie,** en cas de **syncope,** il faut allonger le malade, le desserrer, surtout au niveau du cou, puis, le porter tout allongé sur un lit et prévenir le médecin. Si un malade s'**asphyxie à table** pour avoir avalé un trop gros morceau, un fragment d'os, ou, en dehors de la table, pour avoir avalé un corps étranger, il faut tenter un soulagement immédiat en enfonçant les doigts dans sa bouche jusqu'au fond de la gorge, ce qui permet d'éviter d'être mordu et essayer ainsi de le faire vomir.

Si, malgré la précaution qu'il faut prendre de faire circuler les malades quand il fait chaud et de les empêcher, surtout, de rester allongés au soleil, un malade est pris d'**insolation**, il faut agir, tout en envoyant chercher le médecin, comme pour la syncope ; desserrer les vêtements, porter allongé sur un lit, dans un endroit frais.

Il est d'autres accidents qu'il faut signaler, surtout pour attirer l'attention sur eux et permettre, autant que possible, de les éviter : il y a d'abord ceux qui peuvent se produire chez le malade qui se blesse en brisant des carreaux ; **hémorrhagies** qu'il faut chercher à arrêter en comprimant fortement le point qui saigne ; coups portés par des malades, **fractures, mutilations volontaires,** que l'on observe surtout chez les mélancoliques et les persécutés, malades ingénieux qui utilisent n'importe quel objet pour se faire des blessures horribles, morceaux de boîtes de conserve, clefs, clous, etc. ; **suicides par pendaison :** il faut, naturellement, dépendre immédiatement le malade, l'étendre, la tête basse, et pratiquer les tractions rythmées de la langue : ouvrir la bouche, avec une cuillère s'il le faut, saisir, avec un mouchoir, un coin de drap, une serviette, la langue, et tirer à fond celle-ci, en mesure, pas trop vite, mais longtemps. A signaler, aussi, comme accidents à prévoir, la **précipitation** par une fenêtre, l'**absorption de médicaments** laissés à la disposition des malades par négligence. L'attention du surveillant doit être attirée d'une façon particulière sur le danger des **poêles rouges,** des **allumettes égarées,** des **briquets,** qui accroissent les risques d'incendie, des **bains trop chauds,** dont nous avons parlé précédemment, de l'asphyxie et du suicide dans le bain, des **couteaux, ciseaux, rasoirs, ustensiles de jardin, clefs, armes improvisées, outils** apportés par les ouvriers, **cordes, fenêtres ouvertes, portes de communication non fermées :** il ne faut jamais oublier de fermer ses portes à clef, quand on passe d'un service dans un autre.

TROISIÈME PARTIE

ANNEXE CONCERNANT L'INFIRMIER de TRAITEMENT

Tenir toujours fermée l'armoire contenant les toxiques, les médicaments, les instruments.

Savoir se servir d'un thermomètre médical pour prendre la température aussi bien sous l'aisselle que dans le rectum, lire correctement le degré indiqué et savoir inscrire ce degré sur les feuilles spéciales.

Savoir compter le pouls, apprécier la fréquence de la respiration et l'essoufflement.

Savoir laver la bouche d'un malade et lui badigeonner la gorge.

Savoir placer des ventouses, des sinapismes, donner un lavement, simple ou purgatif.

Savoir recueillir proprement des urines.

Avoir des notions d'asepsie, d'antiseptie et de désinfection ; savoir désinfecter les seringues, les aiguilles et autres instruments par ébullition ; savoir flamber une cuvette ; savoir manipuler proprement les objets de pansement, faire des pansements propres et des injections sous-cutanées aseptiquement. Savoir sonder une vessie et être capable de faire une alimentation artificielle.

RAPPEL DES PRESCRIPTIONS GÉNÉRALES

Il ne faut pas arriver en retard pour prendre son service et il ne faut l'abandonner que quand le remplaçant est arrivé ; il est naturellement interdit de se présenter en état d'ivresse.

Il ne faut pas abandonner le poste dont on est chargé sans autorisation ; il faut assurer son service, ne pas se livrer à des jeux ou à des occupations étrangères au service.

Il est aussi interdit de frapper les malades, de les brutaliser, de les punir ou de les injurier. Il ne faut accepter d'eux ni rémunérations, ni commissions, il ne faut pas s'approprier les objets ou les denrées leur appartenant, même après décès.

Il ne faut pas faire assurer son service par des malades ou se faire remplacer par eux ; il ne faut les utiliser qu'après autorisation.

QUIMPER — IMPRIMERIE Mme BARGAIN & Cie

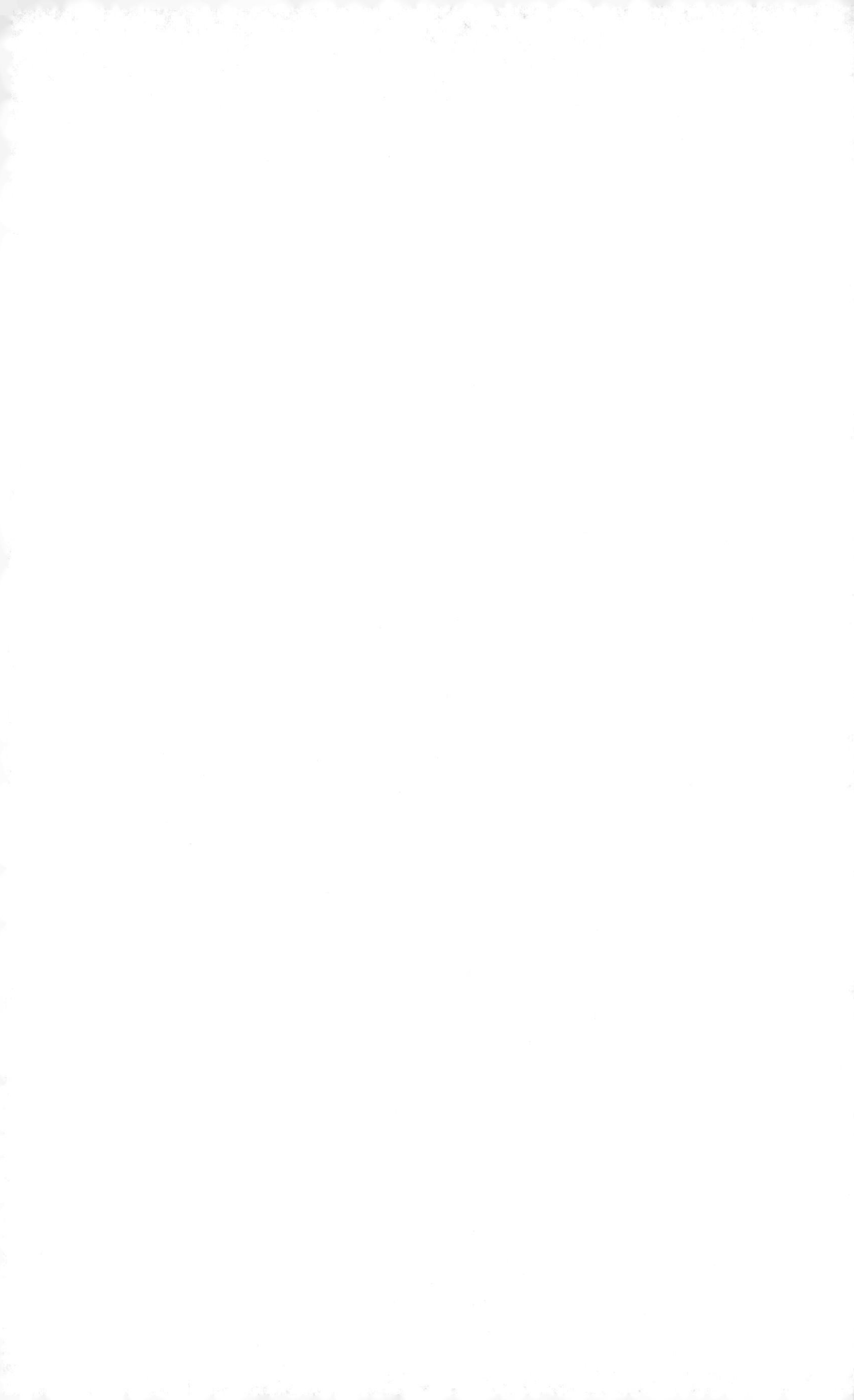

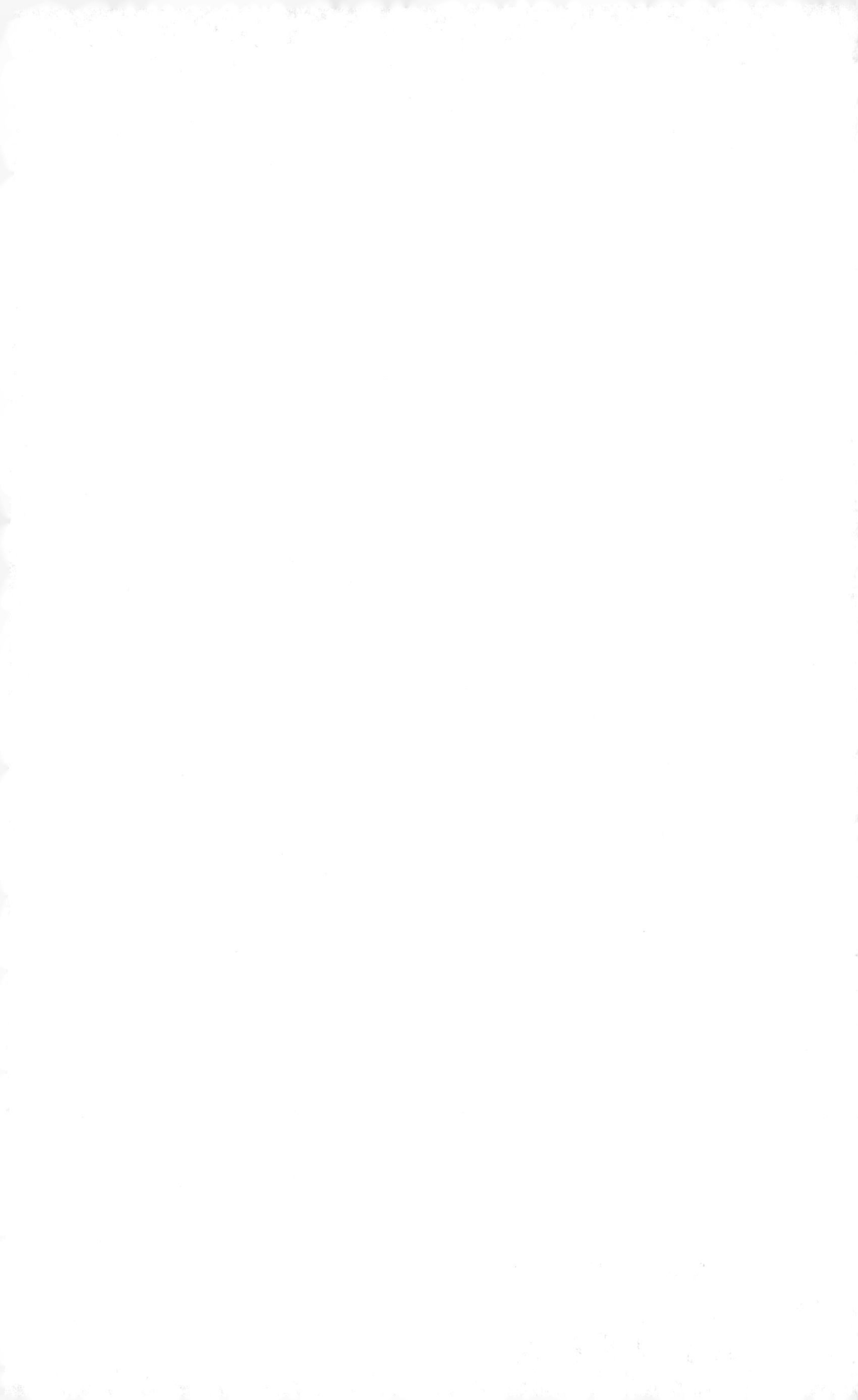

www.ingramcontent.com/pod-product-compliance
Lightning Source LLC
LaVergne TN
LVHW012122170726
843501LV00008BC/2967